Cheickna Konaté

Estudos de candidíase em bebés

Cheickna Konaté

Estudos de candidíase em bebés

pela utilização de fraldas no hospital do Mali

ScienciaScripts

Imprint

Any brand names and product names mentioned in this book are subject to trademark, brand or patent protection and are trademarks or registered trademarks of their respective holders. The use of brand names, product names, common names, trade names, product descriptions etc. even without a particular marking in this work is in no way to be construed to mean that such names may be regarded as unrestricted in respect of trademark and brand protection legislation and could thus be used by anyone.

Cover image: www.ingimage.com

This book is a translation from the original published under ISBN 978-620-6-71648-8.

Publisher:
Sciencia Scripts
is a trademark of
Dodo Books Indian Ocean Ltd. and OmniScriptum S.R.L publishing group

120 High Road, East Finchley, London, N2 9ED, United Kingdom
Str. Armeneasca 28/1, office 1, Chisinau MD-2012, Republic of Moldova, Europe
Printed at: see last page
ISBN: 978-620-5-48230-8

DEDICAÇÃO

Dedico este trabalho :

- Ao meu pai Youssouf KONATE
- Para a mãe Alima COULIBALY
- Para a minha mulher Alima DIARRA
- Para a minha filha Halimatou KONATE
- Para o meu filho Cheick Abdoul Kader KONATE

Pai, mãe, obrigado.

AGRADECIMENTOS

AGRADECIMENTOS

Agradeço ao Misericordioso, ao Misericordiosíssimo, ao Construtor dos construtores, ao Construtor dos céus e da terra e ao seu profeta MOHAMED, que a paz e as saudações estejam com ele.

Os meus agradecimentos a :

- Os meus irmãos mais velhos
- As minhas irmãs mais velhas
- A família KONATE e a família COULIBALY
- ^{ière}Os meus amigos e toda a turma 1 do Mestrado em Engenharia de Biologia Médica
- Os meus professores desde que me inscrevi até agora

Gostaria de expressar os meus sinceros agradecimentos a todo o pessoal do Hôpital du Mali em geral, e ao pessoal do laboratório e da ala pediátrica em particular, pelo seu caloroso acolhimento.

Gostaria de agradecer calorosamente a todos aqueles que contribuíram de alguma forma para o nosso apoio.

ÍNDICE

ÍNDICE DE CONTEÚDOS

INTRODUÇÃO

I.   Introdução

As candidíases ou monilíases são doenças cosmopolitas causadas por leveduras *ubíquas* do género *Candida,* frequentemente isoladas do ambiente - ar, solo, fruta, produtos alimentares, produtos lácteos, cereais. Nos seres humanos, colonizam numerosos locais e vivem comensalmente nas mucosas digestiva, aérea superior e genitourinária, bem como na pele [1]. *Candida,* anteriormente conhecida como *Monilia,* está no limite do dimorfismo perfeito e imperfeito. Em virtude de sua reprodução sexual teleomórfica, elas pertencem ao filo Ascomycotinae. Através da reprodução assexuada anamórfica, o género *Candida* pertence à divisão Deuteromycotinae [2]. São elementos fúngicos unicelulares denominados blastosporos, pois sua brotação é do tipo blástica, medindo de 3 a 6 μm de diâmetro, redondos a ovais, brotando ou não e produzindo um pseudo filamento (falso filamento) ou um filamento verdadeiro [2]. Na infeção real ou candidíase, a levedura multiplica-se, assumindo a sua forma filamentosa (pseudomicélio) e tornando-se patogénica. As leveduras do género *Candida* são responsáveis por mais de 80% das infecções fúngicas nos seres humanos e *a Candida albicans* está implicada em 90% dos casos. Condições frequentemente encontradas em imunocomprometidos, idosos e bebés. A dermatite das fraldas é uma queixa frequente nos bebés [2]. A dermatite irritante ou dermatite convexa é uma dermatite eritematosa que começa nas áreas onde as fraldas são esfregadas, atingindo as nádegas, os genitais externos e as coxas, formando uma forma de W e respeitando as dobras. Na maior parte dos casos, a dermatite pélvica está ligada a factores mecânicos, tendo a oclusão e a maceração um papel inicial. A dermatite convexa ou em forma de "W" é o tipo mais comum de bursite. O pico de incidência ocorre entre os 6 e os 12 meses de idade. Tem uma origem multifatorial, ligada às características da pele do lactente e à oclusão perineo-glútea [3]. Devido à incontinência do bebé, a zona da fralda é constantemente agredida pela presença de urina ou fezes mais ou menos corrosivas. A alcalinidade do pH urinário, aumentada pelas ureases bacterianas fecais, sais biliares, proteases e lipases, é um fator de agressão cutânea. As leveduras presentes nas fezes podem provocar uma superinfeção. Nos bebés, a erupção das fraldas pode desenvolver-se muito rapidamente, nomeadamente em caso de diarreia [4]. Por vezes, a zona perianal é diretamente afetada, devido a irritações químicas em caso de diarreia, o que contraria o padrão rigoroso em "W". A parte inferior das pregas é respeitada, mas pode ser afetada secundariamente em caso de colonização maciça por *Candida*. Estas diferentes manifestações são muito diferentes da candidíase cutânea congénita dos recém-nascidos, ligada à candidíase genital, que é uma infeção das mulheres durante o período genital; e também da candidíase nosocomial, e do uso de outras cordas ou objectos de proteção tradicionais vulgarmente conhecidos como "Tiélabagani", que acabam por irritar a pele [2]. Estas manifestações clínicas podem atrasar o desenvolvimento psicomotor do bebé por negligência ou mesmo por tratamento incompleto, e podem ter consequências muito mais graves, sobretudo nas raparigas, como a esterilidade ou a infertilidade. O objetivo de eliminar a candidíase através do uso de fraldas em bebés é possível. Existem já numerosos estudos sobre as medidas preventivas e o tratamento eficaz. A inclusão destes diferentes aspectos numa política de educação para a saúde e, necessariamente, na formação contínua dos profissionais de saúde poderia contribuir consideravelmente para reduzir os problemas de saúde relacionados com a utilização de fraldas em bebés. A fralda normalmente utilizada para ajudar os pais acaba por ser prejudicial para a saúde do bebé. A candidíase ligada à utilização de fraldas, especialmente as fraldas em segunda mão, é essencialmente de natureza comportamental, devido à atenção dada à mudança de fraldas. Será que as relações construídas social e culturalmente em relação aos comportamentos, actividades e atributos das mulheres na nossa sociedade, nomeadamente as actividades que se desenvolvem principalmente no seio da família, podem influenciar a muda da fralda? Razões socioeconómicas, por vezes difíceis de explicar, levam ao uso indesejável de fraldas, com trocas de fraldas pelo menos de 7 em 7 horas, por vezes incompreensíveis, dado que uma fralda pode durar mais tempo. No entanto, estas manifestações clínicas são muito menos frequentes nas famílias que têm dificuldade em obter uma fralda por razões de pobreza. À preguiça de mudar corretamente as fraldas ou à ignorância das consequências de um uso inadequado da fralda, junta-se o relevante carácter cosmopolita da *Candida* [5].

Com a evolução das nossas sociedades, é necessário ter em conta certos aspectos de saúde e de higiene, nomeadamente para os mais jovens, a fim de responder melhor às necessidades da sociedade.

Atualmente, é necessário comunicar para alterar os comportamentos e os serviços pediátricos estão sobrecarregados com esta questão, daí o interesse deste estudo.

OBJECTIVOS

Objectivos

✓ **Objetivo geral**

Estudo da candidíase em bebés que usam fraldas.

✓ **Objectivos específicos**

1. Descrever os sinais clínicos de assaduras por cândida em bebés
2. Identificar os factores de risco para a candidíase associada a assaduras em bebés.
3. Descrever o papel do laboratório de micologia no diagnóstico e na prevenção da candidíase cutânea em bebés.

GERAL

II.   Geral

A. Sinais clínicos de assaduras [10].

De acordo com L. FERTITTA, o diagnóstico de assaduras deve basear-se na análise dos seguintes factores

- ❖ Localização na sede: convexidades, pregas, difusa
- ❖ A lesão elementar: pústulas, vesículas, pápulas, erosões, ulcerações, escamas.
- ❖ Sinais funcionais associados: prurido, perturbações do sono, dor.
- ❖ A presença de lesões cutâneas à distância: couro cabeludo, outras dobras, extremidades.
- ❖ A presença de sinais gerais: febre, diminuição ou rutura do crescimento saturo-ponderal, perturbações alimentares.
- ❖ Antecedentes e história :

    - antecedentes pessoais e familiares, incluindo antecedentes dermatológicos: psoríase, atopia, doenças digestivas que provoquem diarreia;

    - tratamentos: tópicas aplicadas, nomeadamente para a muda da fralda, tratamentos orais administrados, tipo de fralda, etc. ;

    - evolução: natureza aguda ou crónica da erupção cutânea, presença de crises, sua frequência e duração, factores que desencadeiam ou acalmam as crises

A dermatite irritativa das convexidades é também conhecida como eritema em "W": as lesões formam uma forma de "W" quando a criança é examinada deitada de costas com as pernas levantadas. Nas formas mais graves da doença, as lesões podem espalhar-se por todo o assento, mas também em casos de superinfeção, nomeadamente por *Candida*. As formas mais comuns são as máculas e as pápulas, mas existe também uma forma vesicular ou mesmo erosiva que se espalha rapidamente. O envolvimento é bem limitado. A sua fisiopatologia é geralmente multifatorial, combinando factores físicos (oclusão pela fralda, maceração, fricção), factores químicos (pH urinário alcalino, ureases bacterianas fecais, sais biliares, etc.) e factores microbiológicos (superinfecções por bactérias e leveduras comensais da pele e do tubo digestivo). Todos estes factores contribuem para a maceração na interface assento-camada, o que explica a sua localização nas convexidades.

A candidíase em bebés causada pela utilização de fraldas deve ser distinguida de :

* psoríase das fraldas: o principal diagnóstico diferencial da dermatite irritante é a psoríase das fraldas. De facto, a sua localização preferencial é também as convexidades, embora a doença possa estender-se às pregas. Quando é difusa, estende-se frequentemente às raízes das coxas. A análise das lesões elementares permite diferenciá-la do eritema em W "clássico".

* A dermatite de contacto de origem imuno-alérgica é rara e é frequentemente confundida com dermatite irritante. Clinicamente, trata-se de um eczema de contacto que combina lesões eritematosas, vesiculares, exsudativas e, por vezes, crostosas.

* A dermatite seborreica infantil, devida à colonização por leveduras do género Malassezia, predomina nas pregas. Pode também estender-se a todo o assento. É frequente o envolvimento bipolar das zonas seborreicas (couro cabeludo e rosto).

* O intertrigo por *Candida,* em particular *Candida albicans*, é uma causa frequente de assaduras, mas é muitas vezes incorretamente mencionada.

* A sarna infantil encontra-se principalmente nas dobras (inguinal, glútea, axilar).

* O eritema perivulvar e a vulvite podem ocorrer no contexto de infecções urinárias ou ginecológicas mais graves.

Estas diferentes manifestações são bastante diferentes da candidíase cutânea congénita dos recém-nascidos, ligada à candidíase genital, que é uma infeção da mulher durante os períodos de atividade genital. É um motivo frequente de consulta em ginecologia, afectando entre 8,8% e 63% das mulheres, assim como a candidíase nosocomial e a utilização de outras cordas ou objectos de proteção tradicionais vulgarmente conhecidos como Tiélabagani, que acabam por irritar a pele.

Outros aspectos clínicos devem ser tidos em conta no tratamento

* A deficiência de zinco também deve ser suspeitada na presença de lesões eritematosas e erosivas que predominam nas áreas periorificiais e que se espalham rapidamente para todo o assento.

* A doença de Kawasaki deve ser suspeitada na presença de erupção cutânea associada a febre com duração superior a 5 dias e outros critérios clínicos ou biológicos importantes da doença: adenopatia, queilite, eritema edematoso das extremidades.

❖ Deve também suspeitar-se de uma imunodeficiência primária na presença de uma erupção cutânea difusa e atípica, especialmente quando associada a outras manifestações cutâneas e/ou infecciosas.

❖ As regras de aplicação dos cosméticos devem ser adaptadas à idade da criança, nomeadamente nos recém-nascidos, cuja pele é mais permeável. De um modo geral, devem ser evitadas todas as substâncias irritantes que possam causar sensibilização (certos perfumes ou óleos essenciais naturais como a flor de laranjeira, a bergamota, o limão, etc.).

Tendo em conta todas as informações preliminares fornecidas pelos pais sobre a história do aparecimento de assaduras em bebés através da utilização de fraldas, a evolução, a presença ou ausência de lesões de ulceração elementares, o sinal funcional de dor associado, a presença de lesões cutâneas à distância do couro cabeludo ou de outras pregas, a presença de sinais gerais de febre, o tratamento, nomeadamente na medicina tradicional, com uma receita de decocção à base de plantas ou de partes de plantas. A assadura do bebé é uma dermatite das fraldas causada por uma irritação da pele. Caracteriza-se por uma vermelhidão seca ou exsudativa, com ou sem pequenas borbulhas. Nos casos mais graves, a pele pode estar crua e ser acompanhada de sensações de ardor, fissuras ou úlceras. Aparece geralmente nas zonas de contacto com a fralda. Assume a forma de uma mancha que cobre a parte interna das coxas, as nádegas e o púbis. Quando a urina é absorvida, o eritema estende-se à parte inferior das costas e ao abdómen, bem como às pregas cutâneas das coxas e das nádegas do bebé. Quando as fezes são ácidas (diarreia), o eritema aparece à volta do ânus e espalha-se rapidamente.

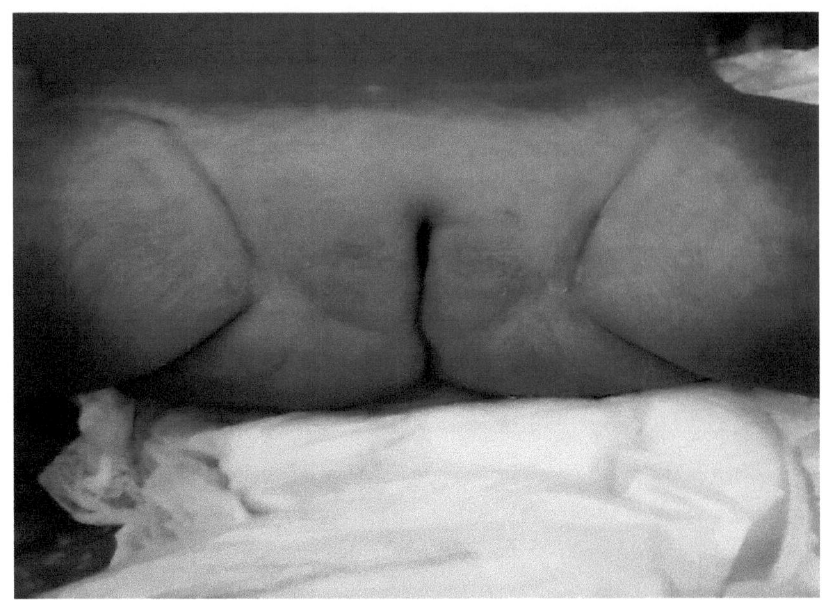

Figura 1: Erupção da fralda por candidíase em bebés.

Fonte: Departamento de Pediatria do Hospital do Mali

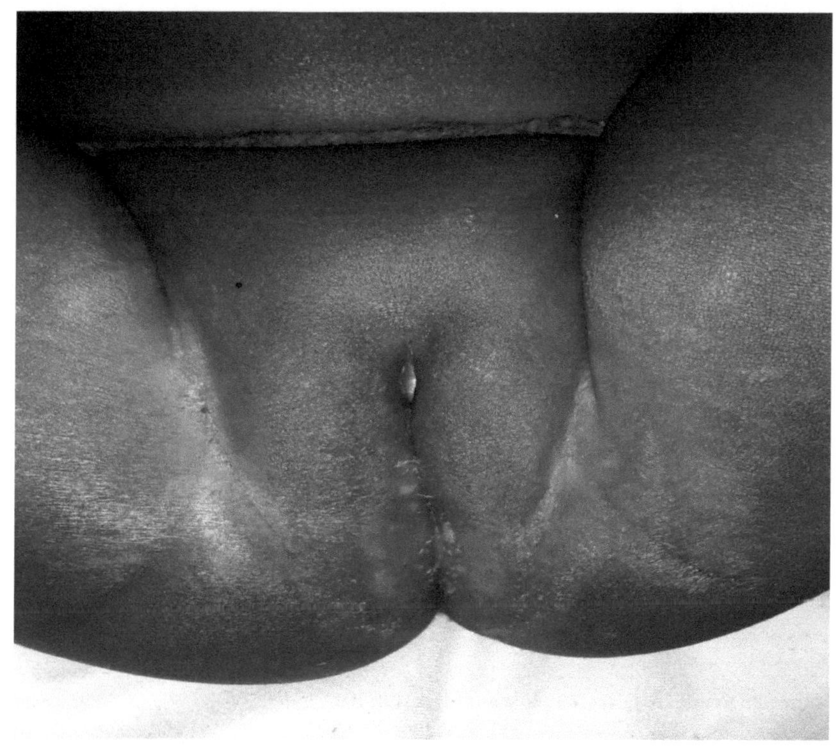

Figura 2: Erupção da fralda por candidíase em bebés.

Fonte: Departamento de Pediatria do Hospital do Mali

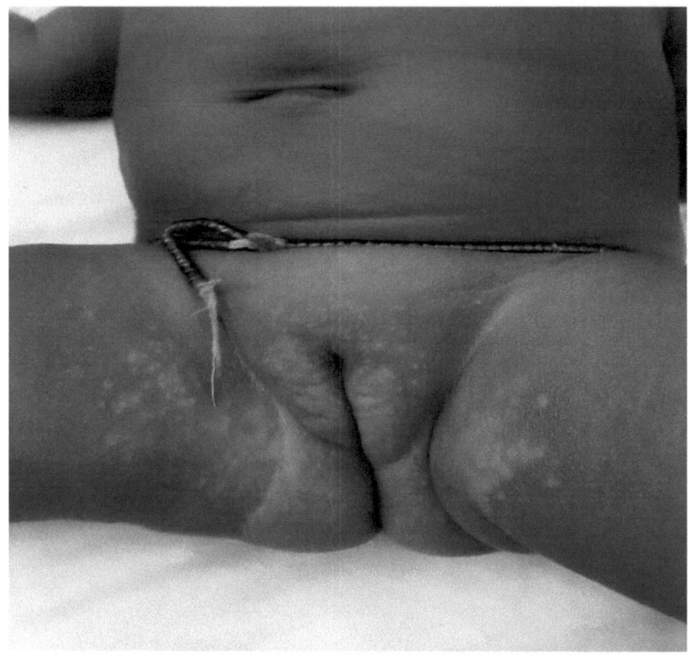

Figura 3: Erupção da fralda por candidíase em bebés.

Fonte: Departamento de Pediatria do Hospital do Mali

B. Diagnóstico biológico [2]

Existem 4 fases importantes no diagnóstico micológico:

- ❖ amostragem,
- ❖ interrogatório direto,
- ❖ cultura em meios adequados,
- ❖ e identificação do fungo isolado. Se necessário, pode ser efectuado um estudo de sensibilidade aos agentes antifúngicos.

1. Débito direto

Esfregar as lesões com duas zaragatoas esterilizadas humedecidas com água destilada esterilizada (uma para exame direto e a outra para cultura).

A amostragem é uma fase importante. A fiabilidade do exame micológico depende em grande medida da qualidade da amostra.

As amostras devem ser colhidas à distância de qualquer terapia antifúngica e enviadas rapidamente para o laboratório para inoculação imediata, a fim de evitar o risco de resultados falsos negativos devido à dessecação (especialmente no caso de amostras húmidas, tais como zaragatoas), que é frequentemente prejudicial para a viabilidade das leveduras, e também para evitar a invasão pela flora saprófita.

No caso de lesões cutâneas secas, raspar as escamas da periferia com vaccinostyl ou com uma lâmina de bisturi e colocar em placas de Petri esterilizadas. Espremer a dermatite eritematosa irritante e esfregaço para procurar serosidades.

Nas lesões da mucosa, a camada esbranquiçada é esfregada com uma zaragatoa esterilizada. Também se efectua uma zaragatoa para as lesões peri-anais. Em caso de septicemia, a colheita de sangue é efectuada em condições de assepsia rigorosas, 1 a 3 ml de sangue para hemocultura, o que não é realmente recomendado em caso de candidíase superficial, nomeadamente em caso de candidíase ligada a uma dermatite irritante da zona da fralda nos bebés.

2. Exame direto

Este exame direto, técnica indispensável para revelar o fungo em "estado parasitário", permite comprovar formalmente a micose em apenas alguns minutos. O exame direto da amostra permite fazer o diagnóstico rapidamente. A sua qualidade depende da qualidade da amostra, que deve ser recolhida por pessoal competente. O exame direto "a fresco" é efectuado diretamente na lâmina da zaragatoa, sem fixação nem coloração específica. É facilitado pela utilização de agentes clareadores (nomeadamente o Lugol). Este exame pode revelar leveduras *Candida* em brotamento (blastosporos), possivelmente acompanhadas de pseudomicélio.

Para o exame direto das lâminas após a coloração, estão disponíveis as colorações habituais, nomeadamente o azul de metileno, o May Grunwald Giemsa e, sobretudo, a coloração de Gram.

Além disso, a coloração com tinta da Índia é utilizada para diagnosticar leveduras capsuladas, em particular *Cryptococcus neoformans* do género *Candida*.

3. Cultura

As leveduras isoladas podem crescer nos meios de cultura clássicos utilizados em microbiologia (ágar comum, ágar sangue, caldo coração-cérebro....). No entanto, o meio de Sabouraud é o mais adequado. As placas de Petri oferecem uma maior superfície de inoculação do que os tubos.Por outro lado, existe um risco de contaminação por esporos de bolores transportados pelo ar durante a inoculação e o manuseamento das placas, mas permitem isolar as colónias e visualizar as associações de leveduras.

São utilizados meios padrão, especialmente meios de ágar Sabouraud com adição de cloranfenicol e/ou gentamicina. A cicloheximida (actidione®), frequentemente utilizada em combinação, pode inibir o crescimento de muitos bolores susceptíveis de contaminar as culturas; ideal para a *Candida albicans,* pode também inibir ou abrandar o crescimento de leveduras do género *Candida*, tais como *Candida glabrata*, *Candida parapsilosis*, *Candida tropicalis* e *Candida famata*.

A temperatura de crescimento depende do local de amostragem. Para amostras superficiais, as placas são incubadas entre 25°C-27°C. Para amostras profundas, as culturas são incubadas a 37°C. Um período de incubação de 24 a 48 horas é suficiente para isolar a maioria das leveduras patogénicas pertencentes ao género *Candida*.

Meios cromogénicos: estes meios, aos quais são adicionadas substâncias cromogénicas, conferem às colónias que neles crescem uma coloração particular, que varia consoante a espécie. Na maioria dos casos, esta coloração baseia-se na deteção de atividade enzimática do tipo hexosaminidase (N-acetil-α-D-galactosaminidase). A multiplicação das bactérias também é inibida. Mais caros que os meios tradicionais de Sabouraud, estes meios poupam, no entanto, 24 a 48 horas de tempo, uma vez que as leveduras podem ser identificadas, em muitos casos, logo após o seu isolamento e sem subcultura subsequente, dada a elevada prevalência das espécies em causa. São também particularmente úteis para os locais susceptíveis de albergar várias espécies, nomeadamente no acompanhamento da colonização de pacientes com risco de desenvolver candidíase superficial na zona das fraldas, pois permitem visualizar diretamente as associações de leveduras.

Os meios fluorogénicos, como o Fluoroplate Candida (Merck), permitem o crescimento de colónias de *Candida albicans* durante 24 a 48 horas de incubação, produzindo uma fluorescência azulada quando as placas são observadas sob luz ultravioleta (366 nm). A utilização deste meio é limitada pela necessidade de equipamento específico.

4. Identificação

Os testes de identificação só podem ser efectuados na presença de colónias bem individualizadas. Na prática atual, a identificação das várias espécies de *Candida baseia-se em* características morfológicas, fisiológicas e, mais recentemente, imunológicas, utilizando testes baseados na aglutinação de partículas de látex sensibilizadas com anticorpos monoclonais. A espetrometria de massa e a biologia molecular, embora promissoras, são atualmente utilizadas apenas por centros especializados e equipas de investigação. Uma vez que a *Candida albicans é* a espécie mais frequentemente isolada e considerada a mais virulenta, o primeiro passo no processo de diagnóstico é a sua identificação. Assim, foram desenvolvidos vários testes, de velocidade variável e especificamente adaptados à sua identificação. Estes incluem o teste de blastese (ou germinação), efectuado através da incubação do isolado durante 2 a 4 horas em plasma de coelho a 35-37°C, e o teste de clamidodesporulação, baseado na subcultura do isolado em estrias profundas durante 24 a 48 horas a 25-28°C em PCB (batata, cenoura, bílis) ou RAT (arroz, ágar, tween 80) *A Candida albicans* é então identificada, respetivamente, pela produção de um tubo germinativo fino de diâmetro homogéneo, sem constrição na sua base, que emerge da célula-mãe, ou pela produção de clamidósporos, estruturas arredondadas com 10 a 15 µm de diâmetro e uma parede espessa (aspeto de duplo contorno), produzidas isoladamente ou em grupos na extremidade do pseudomicélio.

Os numerosos parâmetros (experiência do observador, carga de inóculo, pH, etc.) que podem afetar o resultado do teste de blastese e o risco associado à manipulação do plasma fazem com que este teste seja progressivamente abandonado. Simultaneamente, o tempo necessário para obter os resultados do teste de clamidodesporulação está a reduzir a sua utilização. Além disso, estes dois testes não permitem uma verdadeira diferenciação entre *Candida dubliniensis e Candida albicans*, tendo sido substituídos com vantagem por testes mais rápidos e/ou específicos.

Testes bioquímicos

Quando as colónias em meios cromogénicos não apresentam uma coloração caraterística e os testes rápidos são negativos, pode ser utilizada por rotina uma vasta gama de tiras de identificação. Estas tiras são essenciais para identificar espécies que não a *Candida albicans*. Estes testes baseiam-se principalmente em reacções que envolvem a assimilação de hidratos de carbono em condições aeróbias (auxanograma) ou a sua fermentação em condições anaeróbias (zimograma). A hidrólise de substratos cromogénicos, a deteção de enzimas e a resistência à ciclo-heximida podem também ser estudadas em conjunto com estes testes de assimilação. Consoante os sistemas comercializados, estas reacções traduzem-se pelo aparecimento de uma turvação no copo ou por uma alteração do indicador de pH. O perfil obtido, traduzido num código numérico, é depois comparado com bases de dados que permitem identificar até 63 espécies (galeria ID®32C) de leveduras, consoante o sistema. Um sistema de identificação fenotípica totalmente automatizado, Vitek 2, oferece um tempo de manuseamento reduzido e resultados de identificação rápidos (18 h).

AUXACOLOR™2 é o teste bioquímico de identificação de auxanogramas utilizado no Serviço de Laboratório do Hospital Mali. A galeria AUXACOLOR™2 permite a identificação de 31 espécies de leveduras. 92,5% das estirpes testadas foram identificadas em 48h (59,2% em 24h). A galeria AUXACOLOR™2 pode diferenciar entre todas as estirpes de *Candida dubliniensis* (5 estirpes testadas) e *Candida albicans* (15 estirpes).

A cultura em **CandiSelect™4** ou PCB efectuada em paralelo com o teste AUXACOLOR™2 permite a visualização das associações de leveduras.

A identificação das leveduras baseia-se tanto nas suas características bioquímicas, determinadas utilizando uma microplaca, como nas suas características morfológicas, determinadas de preferência em meio PCB ou possivelmente em meio RAT. É essencial ter todos estes dados disponíveis para uma identificação completa.

Além disso, a origem das amostras e o contexto clínico da candidíase em bebés através do uso de fraldas foram tidos em conta na interpretação dos resultados.

Métodos imunológicos :

Estes testes baseiam-se no princípio da aglutinação de partículas de látex sensibilizadas por anticorpos monoclonais que reconhecem especificamente um antigénio da parede das diferentes espécies. O Bichro-latex®albicans (Fumouze Diagnostics) identifica o complexo *Candida albicans / Candida dubliniensis*.

Métodos enzimáticos

O teste fungiscreen® (Bio-rad) tem a forma de uma mini-galeria com 6 copos e estuda 7 características. A deteção de 5 enzimas específicas, a redução do tetrazólio e a assimilação da trealose são indicadas por uma mudança de cor.

O diagnóstico da candidíase associada à dermatite irritante da fralda em bebés baseia-se na comparação de dados clínicos e paraclínicos. É importante manter um espírito crítico em relação aos resultados da cultura devido à presença saprófita e à natureza cosmopolita do género *Candida*. A quantificação das colónias na cultura pode ajudar na decisão terapêutica.

C. Terapêutica [2]

Candidíase superficial, nomeadamente nos casos de candidíase ligada à dermatite irritante da fralda nos bebés; as formas galénicas cutâneas são mais populares. O objetivo terapêutico é destruir o agente patogénico, curar o doente e evitar complicações.

Depois de utilizar soluções de bicarbonato ou sabões, anti-sépticos aquosos (derivados de iodo, clorexidina); pomadas, cremes ou loções aplicadas localmente duas vezes por dia e sprays, que estão a tornar-se cada vez mais populares. O tratamento continua até à cura. Para prevenção, o creme de oxiplastina deve ser aplicado no assento antes da utilização da fralda.

O mecanismo de ação dos principais agentes antifúngicos é uma ação sobre o ergosterol membranar ou a sua síntese.

POLIENOS
1. Anfotericina B

A anfotericina B é um agente antifúngico para agentes patogénicos fúngicos leveduriformes e filamentosos e é o tratamento padrão para micoses graves. Isolada em 1955 do *Streptomyces nodosus*, o polieno forma complexos insolúveis com os esteróis de membrana da *Candida*, levando a uma alteração da permeabilidade celular. Por via oral, a absorção digestiva é muito baixa, não atravessa a barreira intestinal e não é tóxico. A administração intravenosa produz uma concentração sanguínea suficientemente elevada, com uma toxicidade significativa e reacções imediatas à primeira prescrição, incluindo arrepios, febre, mal-estar geral e problemas digestivos, bem como reacções secundárias de toxicidade renal, nomeadamente um aumento moderado da ureia e uma nefropatia tóxica irreversível.

A anfotericina B está disponível sob a forma de uma suspensão oral de 100 mg/ml e de um pó injetável de 50 mg. A dose é de 50 mg/kg/dia para bebés e crianças (1 pipeta de medição para 2 kg/dia) quatro vezes por dia após as refeições, até ao desaparecimento dos sintomas. As formas cutâneas estão disponíveis como aplicações locais duas vezes por dia.

2. Nistatina

Descoberta em 1950, extraída do micélio de *Streptomyces noursei*, polieno. O mecanismo de ação baseia-se na ligação da nistatina aos esteróis (ergosterol). O espetro de ação é limitado às leveduras. Não há absorção digestiva; 32% da dose administrada por via oral é encontrada inalterada nas fezes. Não existe uma forma injetável devido à fraca tolerância. As vias oral e local são muito bem toleradas, com baixa toxicidade. A dosagem para bebés é de 5 a 30 ml por dia (ou seja, 500 000 a 3 milhões de UI) e para crianças: 10 a 40 ml por dia (ou seja, 1 a 4 milhões de UI). As formas dérmicas estão disponíveis como aplicações locais duas vezes por dia.

DERIVADOS DE IMIDAZOL
1. Miconazol

Os imidazóis inibem a biossíntese do ergosterol presente na membrana dos fungos. Amplo espetro de ação contra leveduras e certos fungos filamentosos. Per os, algumas náuseas e vómitos; por via intravenosa, não é nefrotóxico. Evitar a associação com anfotericina **B**. As formas cutâneas estão disponíveis em aplicações locais duas vezes por dia

2. Cetoconazol

Ativo contra as leveduras (*candida, Malassezia*) e os dermatófitos. A penetração nos tecidos é boa, particularmente nas glândulas sebáceas. A concentração no LCR é baixa. A excreção é maioritariamente fecal. A toxicidade hepática citolítica recupera com a descontinuação do medicamento. Por conseguinte, é necessário efetuar um ensaio de transaminases antes de qualquer tratamento e instituir um controlo quinzenal em caso de utilização prolongada. A dose diária para crianças é de 7 mg/kg *por via oral*. As formas cutâneas estão disponíveis como aplicações locais duas vezes por dia

3. TRIAZOLAS

O núcleo do azol contém 3 átomos de azoto. O fluconazol difunde-se bem no LCR e na saliva e é eliminado na urina na sua forma ativa. Ativo contra as leveduras *candida e cryptococcus*. O itraconazol tem uma boa concentração tecidular no pulmão, nos rins e no cérebro e uma toxicidade limitada, mas é necessária uma monitorização do fígado. As formas dérmicas estão disponíveis em aplicações locais duas vezes por dia

FLUCITOSINA

A 5 fluorocitosina (5FC) é uma pirimidina fluorada sintetizada em 1957 que é principalmente ativa contra fungos de levedura. Não é recomendada como monoterapia devido ao aparecimento de mutantes resistentes durante as infecções por leveduras. Difunde-se muito bem no organismo, nomeadamente no LCR. Em caso de insuficiência renal, a FLUCYTOSINE acumula-se no plasma, provocando náuseas e vómitos em caso de tratamento oral; só foram descritos acidentes hematológicos graves (aplasia, agranulocitose) em doentes imunocomprometidos (SIDA) ou com insuficiência renal significativa.

D. Medicina tradicional

Além disso, não no contexto da medicina tradicional moderna baseada em estudos de ciências farmacêuticas, em particular de farmacognosia, mas sim no contexto da medicina tradicional africana e maliana, que geralmente envolve mães de bebés que intuitivamente consultam ou procuram aconselhamento sobre a preparação de uma ou mais receitas à base de plantas ou parte de uma planta (raiz, casca, caule e folha) como decocção para o tratamento da candidíase em bebés através da utilização de fraldas.

Tabela I: Lista de plantas tradicionalmente utilizadas para o tratamento da candidíase em bebés através do uso de fraldas.

N°	Nome científico da planta	Nome comum (em Bambara) da planta	Planta ou parte de planta utilizada
1	*Parkia biglobosa*	Néré	Casca
2	*Acácia Senegalensis*	Patougou	Casca
3	*Butosperma paradoxum ou Vitellaria paradoxa*	Carité	Casca

4	*Sclerocarya birrea*	Gouna	Casca
5	*Eclipta prostrata*	Moussofi	Racine
6	*Acácia nilótica*	Boina	Semente
7	*Sygzygium aromaticum* (A árvore do cravinho)	Bénéfoutou	Botões de flores (cravinho)
8	*Acácia Ocidental*	Soumafaga	Casca
9	*Stylosantes ercta ou mucronata*	djofaga ou somafaga	Planta inteira

A receita da decocção é geralmente composta por nove plantas. Consoante a localidade, podem ser utilizadas combinações de três ou quatro plantas.

METODOLOGIA

III.   Metodologia

1. Ambiente e local de estudo

O nosso estudo foi realizado no serviço de pediatria e no serviço de laboratório do Hôpital du Mali, onde são efectuadas consultas de pediatria e exames biológicos e micológicos de rotina a pedido dos prescritores.

O Hospital do Mali é um hospital público, fruto da cooperação sino-maliana. [0] O Hospital do Mali foi criado pela lei N 10-010 de 20 de maio de 2010 e inaugurado em 23 de setembro de 2010. [ème] O Hôpital du Mali está situado na saída sul da ponte 3 da cidade de Bamako, a poucos metros das margens do rio Níger.

As principais tarefas do Hospital do Mali são as seguintes

- ❖ Diagnosticar, tratar e monitorizar os doentes
- ❖ Tratamento de emergências e encaminhamentos
- ❖ Participar na formação inicial e contínua dos profissionais de saúde
- ❖ Realização de investigação no domínio da medicina.

2. Tipo e duração do estudo

Trata-se de um estudo prospetivo descritivo com a duração de 10 meses, de julho de 2020 a abril de 2021.

3. População do estudo

Todos os bebés atendidos no departamento de pediatria com dermatite da culatra relacionada com fraldas durante o período do estudo.

4. Critérios de inclusão

Incluímos todos os bebés com dermatite das fraldas.

5. Critérios de não-inclusão: Pacientes que não satisfazem os critérios de inclusão.

6. Aspectos éticos :

- Autorização da direção do Mali Hospital
- Consentimento livre e esclarecido dos pais
- Declaração de conflito de interesses
- O anonimato e a confidencialidade dos processos foram respeitados.

7. Parâmetros do estudo

- Idade

- Sexo
- Profissão da mãe
- Local de residência
- Situação familiar da mãe
- Nível de instrução da mãe
- Sinais clínicos de candidíase das fraldas
- Candidíase por Candida *albicans*
- Marcação de fraldas em bebés

8. Técnicas laboratoriais

A técnica utilizada para o diagnóstico biológico e micológico é manual

Débito direto

- Zaragatoa estéril: STERILE EO
- Solução salina: injeção de solução salina a 0,9%/500ml
- Seringa esterilizada: 10ml.

Identificação da amostra colhida :

- Nome e apelido
- Número de encomenda
- A data

Organização de diagnósticos micológicos locais

No laboratório do Hospital Mali, o diagnóstico micológico é efectuado na grande sala de bacteriologia, onde dispomos de todo o equipamento necessário.

Materiais e reagentes utilizados

- Lâminas e lâminas
- Solução salina
- Pega de plástico descartável
- Kit de reagentes para coloração de Gram
- Meio de cultura Sabouraud
- Frigoríficos

- PSM (Estação de Segurança Microbiológica): Raecho International MODELO : RBSC
- Forno: incubadora RPPH-140A
- Microscópio ótico: OPTIKA B-383PLi
- A Galeria AUXACOLOR™2

Procedimento de diagnóstico biológico

- **Amostragem com esfregaço**

As amostras são colhidas aplicando a zaragatoa na zona de irritação ou mesmo nas lesões; o pus fechado pode ser suavemente espremido.

- **Inoculação em meio de cultura Sabouraud normal**

Após inoculação em meio de cultura Sabouraud normal em placas de Petri e incubação ou cultura no prazo de 24 a 48 horas, surgem colónias esbranquiçadas de tamanho e contorno mais ou menos regulares e colónias amareladas mais ou menos uniformes de um ou mais tipos, geralmente abaixo das colónias esbranquiçadas características da presença de leveduras em meio Sabouraud.

A observação macroscópica das colónias de leveduras do género *Candida* em meio de Sabouraud, apreciando a cor, o odor e o tamanho, dá uma ideia caraterística da espécie identificada. A subcultura em meio de Sabouraud é por vezes necessária para o isolamento e para facilitar vários testes de identificação.

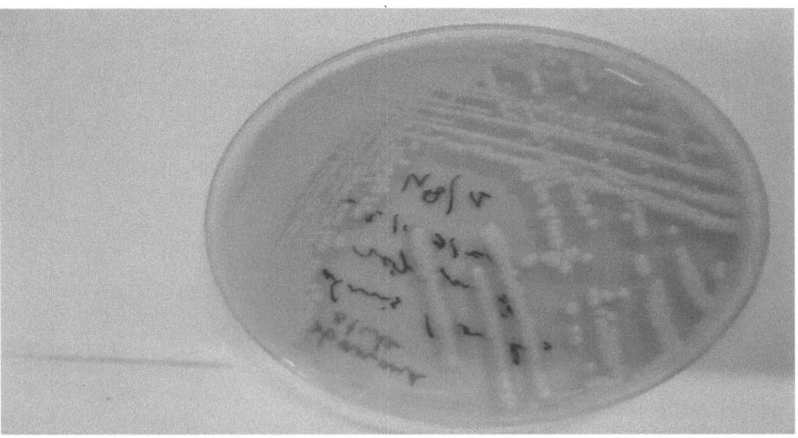

Figura 1: Colónias isoladas de leveduras do género *Candida* em meio Sabouraud.

Fonte: Serviço de laboratório do Hospital Mali.

- **Estado fresco**

O estado fresco é uma condição prévia para a cultura. Após a cultura em meio de Sabouraud, uma quantidade de colónia esbranquiçada é colocada numa lâmina misturada com água fisiológica e coberta com uma lamela, sendo depois observada ao microscópio com uma objetiva de 10* e depois de 40*. A presença de um esporo de levedura é caraterística, com ou sem brotamento e, por vezes, com a presença de pseudomicélio, micélio ou mesmo clamidósporo.

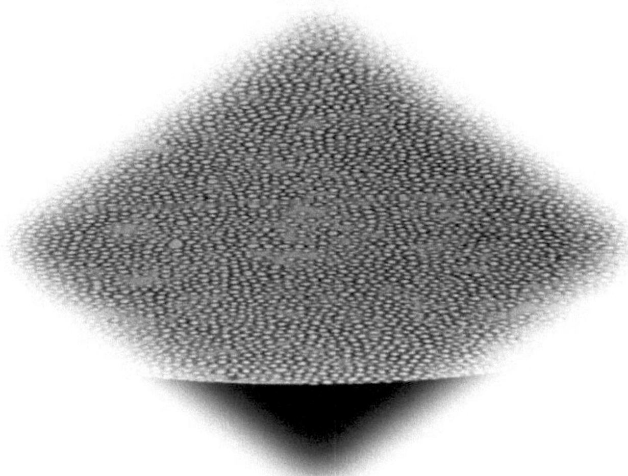

Figura 2: Leveduras do género _Candida_ observadas no estado fresco.

Fonte: Serviço de laboratório do Hospital Mali.

- **Coloração de Gram**

Depois de espalhar a colónia esbranquiçada no meio de cultura Sabouraud, a lâmina é seca ao ar e depois fixada ao calor. A lâmina é seca ao ar e depois fixada ao calor. Depois de a lâmina ter arrefecido, é efectuada a técnica de coloração de Gram. As leveduras são mais claramente visíveis quando impregnadas com impregnação violeta de Gram-positivo.

Podem observar-se colónias de aspeto amarelado ou outro no meio de cultura Sabouraud, depois de espalhadas numa lâmina e utilizando a técnica de coloração de Gram, sobretudo cocos gram-positivos e bacilos gram-negativos, o que indica certamente uma contaminação ou superinfeção relacionada com a flora fecal da zona pélvica do lactente.

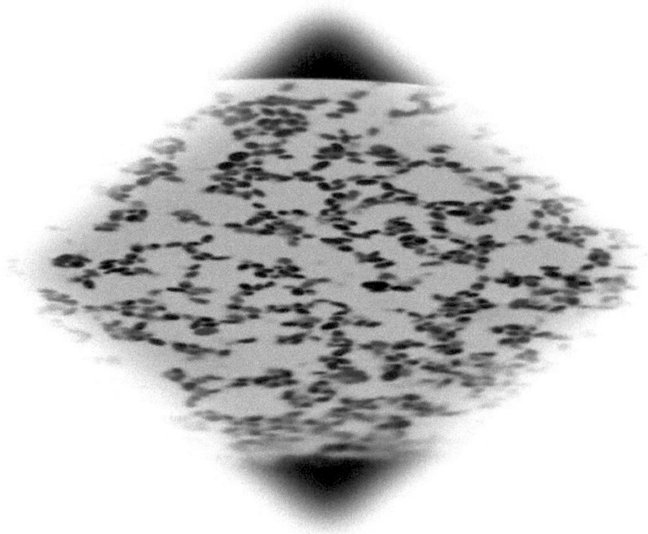

Figura 3: Leveduras do género *Candida* observadas após coloração de Gram.

Fonte: Serviço de laboratório do Hospital Mali.

- **Teste de explosão**

Pesquisa de filamentos no soro a 37°C (deteção de *candida albicans*)

Num tubo de hemólise estéril e rolhado:

Emulsionar uma colónia de porcelana branca isolada em meio Sabouraud em 1 ml de soro (doente do dia).

Incubar durante 3 horas a 37°C

Ao fim de 3 horas, observar uma gota da suspensão ao microscópio e notar a filamentação das leveduras.

Filamentação positiva: *Candida albicans*

Filamentação negativa: outras espécies de *Candida* ou de leveduras

- **Identificação pelo teste Auxacolor2**

A galeria AUXACOLOR™2 é um sistema de identificação cujo princípio se baseia na assimilação dos açúcares. O crescimento da levedura é visualizado através da rotação de um indicador de pH.

Após subcultura do inóculo preparado a partir de uma cultura de 24 a 48 horas em meio Sabouraud. Em condições estéreis, inocular o meio de suspensão (R2) com colónias da estirpe pura em quantidade suficiente (1 a 5 colónias idênticas) para obter uma opacidade igual a 1,5 McFarland. É necessário respeitar a opacidade do inóculo para garantir a qualidade dos resultados. Homogeneizar a suspensão com um vortex. Pipetar 100µl do inóculo para cada poço da microplaca (R1). Cobrir a microplaca (R1) com o adesivo, certificando-se de que a adesão é perfeitamente uniforme. Incubar durante 48h (72h se necessário) a 37° C.

As 16 características bioquímicas, divididas em 15 poços (os testes POX e PRO são combinados no mesmo poço), são utilizadas para a identificação.

É obtido um perfil numérico de 5 dígitos, agrupando por 3 os valores dos 15 testes bioquímicos, que é pesquisado numa base de dados de identificação de espécies.

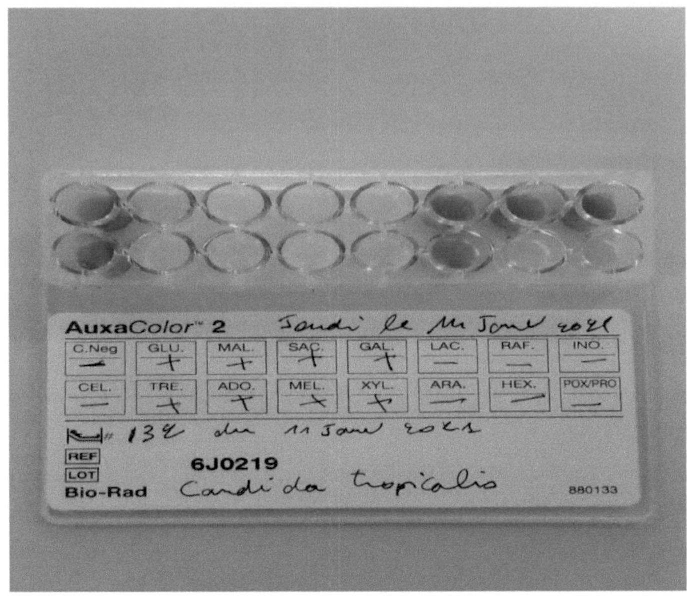

Figura 4: Espécies de *Candida tropicalis* identificadas.

Fonte: Serviço de laboratório do Hospital Mali.

RESULTADOS

IV. Resultados

1. Resultados globais

O nosso estudo incluiu 161 bebés com dermatite das fraldas, cujo diagnóstico clínico e exames foram efectuados no Serviço de Pediatria e no Serviço de Laboratório do Hospital Mali, respetivamente.

O grupo etário dos 0-12 meses foi o mais representado com 86,33%. O rácio entre os sexos foi de 1,09, ou seja, 109 rapazes por cada 100 raparigas. As fraldas de segunda mão a granel, 74,52%, foram de longe as mais utilizadas. A maioria das amostras testadas, 47,5%, foi identificada como *Candida albicans*.

A maioria das mães de bebés era casada. Os doentes que viviam na comuna VI de Bamako estavam mais representados.

2. Resultados sócio-demográficos

Tabela I: Distribuição dos bebés de acordo com a idade

Idade (Meses)	Força de trabalho	Percentagem
0-6	89	55,28
6-12	50	31,05
12-18	9	5,6
18-24	11	6,83
>24	2	1,24
Total	161	100

55, 28% dos bebés tinham idade igual ou inferior a 6 meses.

31,05% dos bebés tinham entre 6 e 12 meses de idade.

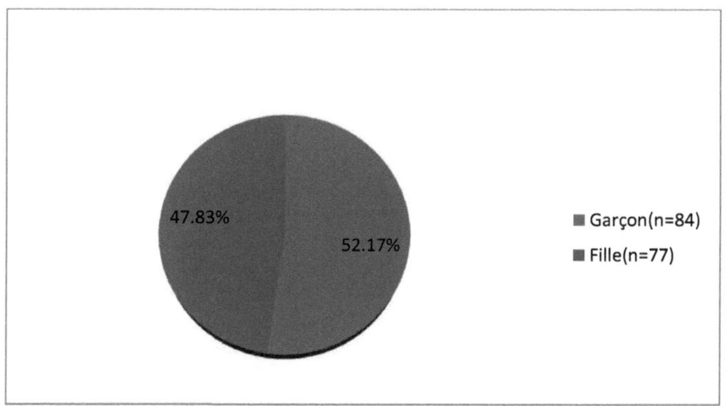

Figura 5: Repartição dos bebés por sexo

Os rapazes são ligeiramente maioritários, com um rácio de 1,09.

Quadro II: Repartição dos bebés por local de residência

Local de residência	Força de trabalho	Percentagem
Comuna VI	141	87,6
Município V	4	2,48
Comuna III	1	0,62
Comuna II	2	1,24
Comuna I	5	3,1
Kati	8	4,96
Total	161	100

Os doentes residentes na comuna VI estavam mais representados (87,6%).

Quadro III: Repartição dos bebés por profissão da mãe

Profissão da mãe	Força de trabalho	Percentagem

Empregada doméstica	88	54,7
Retalhista	24	14,9
Estudante	10	6,2
Estudante	9	5,6
Trabalhadores do sector da saúde	6	3,72
Artesão	6	3,72
Secretário	5	3,1
Utilizador de uniforme	5	3,1
Contabilista	3	1,86
Professor	2	1,24
Anfitrião	2	1,24
Advogado	1	0,62
Total	161	100

O grupo sócio-profissional mais representado foi o das donas de casa com 54,7%, seguido dos comerciantes com 14,9%.

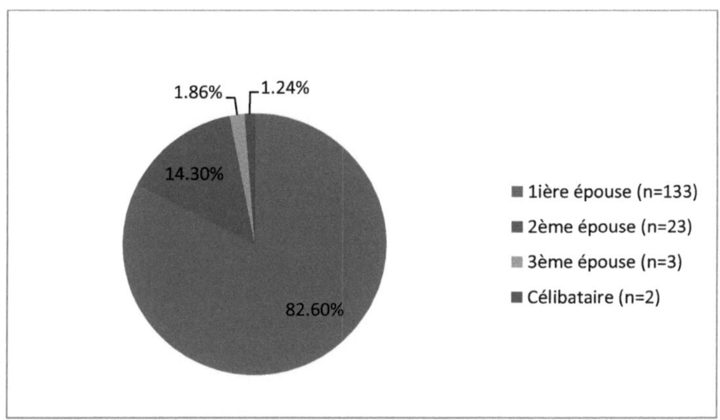

Figura 6: Distribuição dos bebés por estado civil da mãe.

Na população estudada, 98,76% das mães de bebés eram casadas, 82,60% das quais eram primeiras esposas, seguidas de segundas esposas (14,30%).

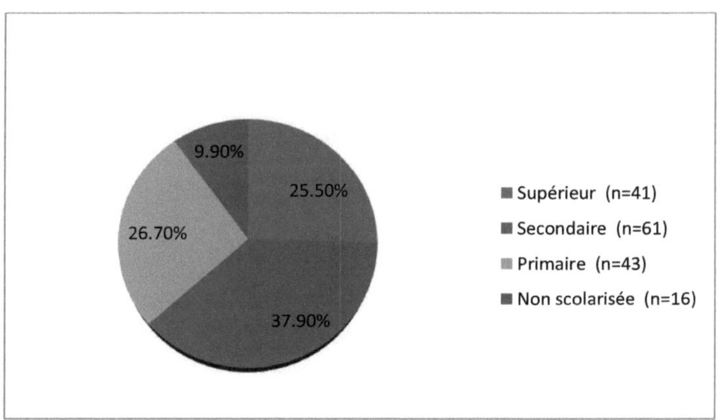

Figura 7: Repartição dos bebés por nível de escolaridade da mãe

A maioria das mães de bebés, 90,1%, tinha frequentado a escola, com o ensino secundário em 37,9%, seguido do ensino primário em 26,7% e do ensino superior em 25,5%.

Quadro IV: Repartição dos bebés por marca de fralda

Marca do casaco	Força de trabalho	Percentagem
Fripes-en vrac	120	74,52
Não Fripes	41	25,48
Total	161	100

As fraldas em segunda mão a granel (74,52%) foram de longe as mais utilizadas, seguidas das fraldas não maduras (25,48%).

3. Resultados micológicos

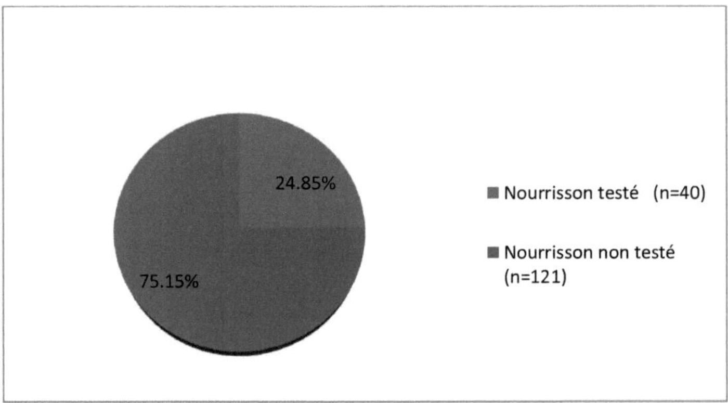

Figura 8: Distribuição dos bebés de acordo com o teste

24,85% das amostras foram recolhidas e testadas.

Quadro V: Repartição dos bebés testados de acordo com o fungo isolado

Cogumelos	Força de trabalho	Percentagem
Candida albicans	19	47,5
Candida lipolytica	9	22,5
Candida dubliniensis	4	10
Candida zeylanoides	4	10
Candida parapsilosis	2	5

Candida tropicalis	2	5
Total	40	100

Das amostras testadas, 47,5% foram identificadas como *Candida albicans*, seguidas por *Candida lipolytica* (22,5%).

10% foram identificados como *Candida dubliniensis* e *Candida zeylanoides*, respetivamente.

Foram identificados 5% para cada uma das espécies *Candida parapsilosis* e *Candida tropicalis*.

Tabela VI: Distribuição das camadas de acordo com o fungo isolado

Marcas no revestimento utilizado	Cogumelos isolados												total
	Candida albicans		*Candida lipolytica*		*Candida dubliniensis*		*Candida zeylanoides*		*Candida parapsilosis*		*Candida tropicalis*		
	Não.	*%*	*Não.*	*%*	*Não.*	*%*	*Não.*	*%*	*Não.*	*%*	*Não.*	*%*	
Fripes-en Vrac	13	65	9	100	3	75	4	100	1	50	1	50	30
Não Fripes	6	35	0	0	1	25	0	0	1	50	1	50	10
Total	19	100	9	100	4	100	4	100	2	100	2	100	40

Dos casos de *candida albicans* isolados, 65% eram em bebés que usavam fraldas de pano a granel e 20% nos que usavam a marca Sewa.

100% das *candida lipolytica* isoladas eram de bebés que usavam fraldas de pano a granel.

Das *candida dubliniensis* isoladas, 75% eram de bebés que usavam fraldas de pano soltas.

100% das *candida zeylanoides* isoladas eram de bebés que usavam fraldas de pano a granel.

A proporção de candidíase em bebés por utilização de fraldas diferiu significativamente entre fraldas bulk Fripes e não Fripes (p<0,01).

COMENTÁRIOS E DEBATE

V.   Comentários e debate

1. Dados demográficos

Dos 161 bebés incluídos no nosso estudo, 55,28% tinham idade inferior ou igual a 6 meses (≤ 6 meses), 31,05% tinham idade entre 6-12 meses, 5,6% tinham idade entre 12-18 meses, 6,83% tinham idade entre 18-24 meses e 1,24% tinham idade superior a 24 meses (> 24 meses). Dominique Tennstedt verificou que o pico de incidência se situa essencialmente entre os 6 e os 12 meses. Também pode haver um pico durante as primeiras 4 semanas de vida (provavelmente devido às fezes líquidas associadas à amamentação) [13].

As raparigas representam 47,83% e os rapazes uma ligeira maioria de 52,17%. La *Revue Médicale de Liège 2006;* A pele do peito dos bebés está sujeita a numerosas agressões, em grande parte devido ao uso de fraldas. A doença, de natureza inflamatória aguda, é frequente e afecta raparigas e rapazes com a mesma frequência. É mais frequente em bebés com idades compreendidas entre os 7 e os 15 meses [17].

Entre as mães de crianças, o estrato socioprofissional mais representado foi o das donas de casa, com 54,7%, seguido das comerciantes, com 14,9%. Na população estudada, 98,76% das mães de crianças eram casadas, sendo 82,60% primeiras esposas, seguidas de segundas esposas (14,30%). A maioria das mães (90,1%) tinha frequentado a escola, 37,9% das quais o nível secundário, seguido do ensino primário (26,7%) e do ensino superior (25,5%). 87,6% dos pacientes residiam na comuna VI.

2. A marca da fralda

Entre os 161 bebés com dermatite das fraldas, as fraldas usadas a granel foram de longe as mais utilizadas com 74,52% e as fraldas não usadas a granel com 25,48%. Os estudos que estimam a prevalência da utilização de fraldas usadas a granel entre os bebés no Mali são raros ou inexistentes.

Além disso, o mercado está inundado de fraldas em segunda mão, que são muito utilizadas pelas crianças devido ao seu custo relativamente baixo e acessível, com preços unitários de 50, 75 ou 100 FCFA.

3. Cogumelos isolados

Entre os 161 bebés, 24,85% das amostras foram colhidas e depois testadas.

Das amostras testadas, 47,5% foram identificadas como *Candida albicans*, seguidas por *Candida lipolytica* (22,5%).

10% foram identificados como *Candida dubliniensis* e *Candida zeylanoides*, respetivamente.

Foram identificados 5% para cada uma das espécies *Candida parapsilosis* e *Candida tropicalis*.

A *Revue Médicale de Liège 2006* tem praticamente a mesma tendência A complicação mais frequente da dermatite irritativa das fraldas é a colonização da pele lesada por leveduras do género *Candida*. *A Candida albicans* é a mais frequentemente envolvida, enquanto outras como a *Candida parapsilosis*, a *Candida tropicalis*, a *Candida pulcherrina, a Candida guillliermondii* e *a Candida zeylanoides* são mais raramente encontradas. Esta situação pode corresponder a uma dermatite das fraldas colonizada e agravada por leveduras, ou a uma verdadeira infeção do tipo candidíase glútea [17].

4. Marca do pelo e fungos isolados

Das *Candida albicans* isoladas, 65% eram de bebés que usavam fraldas de pano a granel e 35% dos que usavam fraldas não a granel.

100% das *Candida lipolytica* isoladas eram de bebés que usavam fraldas de pano a granel.

Das *Candida dubliniensis* isoladas, 75% eram de bebés que usavam fraldas de pano a granel.

100% das *Candida zeylanoides* isoladas eram de bebés que usavam fraldas de pano a granel.

Apenas um caso de candidíase por *Candida parapsilosis* foi associado à fralda bulk fripes e à fralda Non Fripes, respetivamente.

Do mesmo modo, um caso de candidíase por *Candida tropicalis* foi associado à fralda bulk fripes e à fralda Non Fripes, respetivamente.

A proporção de candidíase em bebés por utilização de fraldas difere significativamente entre fraldas Fripes a granel e fraldas não Fripes (p<0,01), ou seja, a percentagem de candidíase em bebés por utilização de fraldas é mais elevada quando os bebés utilizam fraldas Fripes a granel.

No entanto, tendo em conta a natureza cosmopolita e omnipresente do género *Candida*, é muito difícil associar estritamente uma espécie do género *Candida* a uma marca específica de fralda. Podem também ser tidos em conta outros factores, nomeadamente as condições em que as fraldas são fabricadas, embaladas, transportadas, armazenadas, conservadas e utilizadas nos bebés, que podem também ser limitadoras.

5. Limitações do nosso estudo :

5.1 Participação dos bebés no inquérito

A participação no inquérito diz respeito principalmente aos bebés consultados no serviço de pediatria do Hospital Mali por causa de assaduras. Para a participação do bebé no inquérito, os pais exigiram na maior parte das vezes uma explicação completa, o que pareceu normal, e não observámos nenhum caso de recusa dos pais em autorizar o bebé a participar no inquérito.

5.2 Captação de imagens (fotografias) de candidíase utilizando fraldas em bebés

Todas as imagens de assaduras capturadas foram efectuadas no local, no serviço de pediatria do Hospital Mali. Os pais mostram-se relutantes em captar imagens ou tirar fotografias de assaduras, mesmo após uma proposta e explicação de carácter científico, pedagógico e de total respeito pelo anonimato, e também pela ética e deontologia da profissão, que exige o respeito pela confidencialidade. Esta relutância é por vezes religiosa, cultural, ligada ao nível de educação dos pais ou simplesmente uma falta de confiança na utilização das imagens.

5.3 Utilização de outros produtos

A utilização de manteiga de karité em vez de uma pomada preventiva, como a oxiplastina, antes da utilização da fralda depende da qualidade da manteiga e do seu estado de conservação. Se a manteiga de karité estiver bem conservada, a sua utilização na zona da fralda evita o contacto direto entre a água contida na urina e nas fezes e a pele, especialmente nas dobras e convexidades, o que reduz consideravelmente o teor de humidade da zona da fralda. A humidade e o calor são os principais factores que favorecem as infecções fúngicas e, se a manteiga estiver mal conservada, isso pode ser um fator de superinfeção da zona da fralda.

A utilização de objectos tradicionais, muitas vezes feitos de corda, vulgarmente conhecidos como Tiélabagani em Bambara, que são demasiado apertados, causam irritação e podem tornar-se superinfectados e espalhar-se.

Utilização reflexa de planta ou derivado de planta na medicina tradicional para o tratamento de assaduras em bebés.

Devido à falta de conhecimentos, os pais dos recém-nascidos automedicam-se diretamente com antibióticos e/ou corticosteróides em vez de recorrerem ao tratamento antifúngico.

Os pós são aplicados nas assaduras, por vezes numa fase avançada na zona da fralda do bebé, por total ignorância e com a intenção de curar a doença.

A qualidade da fralda é relevante pela sua natureza sintética ou plástica, que tem tendência a favorecer a produção de calor, a maceração e mesmo a irritação não só do assento do bebé mas também da cintura.

Uma fralda de boa qualidade tem uma elevada percentagem de materiais absorventes, nomeadamente algodão, com ou sem dessecante, e tem o tamanho correto.

5.4 Retirada

A colheita de amostras da barriga do recém-nascido apresenta um certo número de dificuldades em relação aos tratamentos tradicionais atualmente utilizados, nomeadamente a utilização de plantas e de manteiga de karité, que é frequentemente utilizada tanto para a prevenção como para o tratamento. Os medicamentos modernos, nomeadamente os antifúngicos, são utilizados para tratar a candidíase oral dos bebés. As pomadas são também aplicadas por automedicação, ou seja, sem prescrição médica, e a aureomicina 3% é frequentemente utilizada neste contexto. Os pós são utilizados de forma indiscriminada. O exantema é facilmente delimitado e tende a cicatrizar, o que dificulta a recolha de amostras de bebés para exame micológico de rotina sem trauma adicional. Podem observar-se casos de superinfeção da zona da fralda do bebé relacionados com a utilização de manteiga de karité mal conservada ou de outros produtos inadequados.

5.5 Limites à realização de análises

Sem utilização de meios selectivos ou cromogénicos, o que torna mais fácil e rápida a identificação do género *Candida*.

CONCLUSÃO

Conclusão

Realizámos um estudo com 161 bebés com dermatite das fraldas. Estes pacientes provinham exclusivamente do serviço de pediatria do Hospital do Mali. Os testes de identificação do género *Candida* foram efectuados no local, no laboratório. 24,85% das amostras foram recolhidas e testadas.

55,28% tinham uma idade inferior ou igual a 6 meses (≤ 6 meses), seguindo-se o grupo etário dos 6-12 meses com 31,05%.

Uma relação sexual de 1,09

As fraldas em segunda mão a granel, 74,52%, foram de longe as mais utilizadas.

Das amostras testadas, 47,5% foram identificadas como *Candida albicans*.

10% foram identificados como *Candida dubliniensis* e *Candida zeylanoides*, respetivamente.

5% foram identificados como *Candida parapsilosis* e *Candida tropicalis*, respetivamente.

Das *Candida albicans* isoladas, 65% eram de bebés que usavam fraldas de pano a granel.

100% das *Candida lipolytica* isoladas eram de bebés que usavam fraldas de pano a granel.

Das *Candida dubliniensis* isoladas, 75% eram de bebés que usavam fraldas de pano a granel.

100% das *Candida zeylanoides* isoladas eram de bebés que usavam fraldas de pano a granel.

A proporção de candidíase em bebés por utilização de fraldas foi mais elevada quando os bebés utilizaram fraldas largas.

 A realização de testes de genotipagem e a avaliação da prevalência das diferentes espécies de *cândida* encontradas em associação umas com as outras melhorarão o nosso conhecimento da candidíase. O empenho das autoridades políticas e a comunicação para mudar os comportamentos ajudarão a prevenir a candidíase através da utilização de fraldas em bebés no Mali.

RECOMENDAÇÕES

Recomendações

No final do nosso estudo e à luz dos nossos resultados, fazemos as seguintes recomendações:

Aos pais dos recém-nascidos

- ❖ Prestar especial atenção ao câmbio de moeda
- ❖ Higiene pessoal
- ❖ Dirigir-se à unidade de saúde mais próxima

Clínicos

- ❖ Prestar especial atenção à pélvis do bebé durante a consulta
- ❖ Comunicação sobre mudança de comportamento

Ministério da Saúde

- ❖ Disponibilizar os meios (recursos humanos, materiais e financeiros) para a prevenção e gestão das patologias micológicas em geral.
- ❖ Comunicação sobre mudança de comportamento ou educação para a saúde

REFERÊNCIAS BIBLIOGRÁFICAS

Referências

1. R-V Talice. *Anais de Parasitologia Humana e Comparada.* [ème]VIII edição (3-4), p. 394-410 . Paris : édition Masson ; 1930.

2. Professor Mouctar DIALLO. As Candidoses [Curso]. Bamako: Instituto Nacional de Formação em Ciência da Saúde; 2020.

3. GHASI, Asmaa. Erupção das fraldas em bebés e recém-nascidos: manifestações clínicas e diagnóstico diferencial [tese]. RABAT : Université Mohammed V ; 2016.

4. Alta Autoridade de Saúde de França. Assaduras de fraldas [Internet]. HAS.2011. [citado 7 de dezembro de 2011]. Disponível em: http://www.has-sante.frs

5. Boubacar Ahy Diatta, Rabak-Basba Mireille Nathalie Kabre,Salimatou Diallo Bèye, Fatimata Ly, Assane Kane, et al. Dermatite pélvica em bebés em Dakar: Estudo de 205 casos. 2017 ; 26(10) :1-4

6. Cynthia PIANETTI. Lugar do serodiagnóstico nas infecções fúngicas invasivas por Candida. Inquérito sobre a prescrição de serologias de Candida no Hospital Universitário de Nancy e comparação de dois kits ELISA comerciais para a deteção de antigénios de manano e anticorpos anti-manano [tese]. Universidade de LORRAINE 2015.

7. BELAHCEN EL OUALI RITA. candidíase oral em crianças [tese]. RABAT : Université Mohammed V ; 2016.

8. Frédéric Born. Candidíase oral: uma revisão da literatura [tese]. Genebra: Universidade de Genebra; 2013

9. G-N Erasala, I Merlay, C Romain. *Archives de pédiatrie 14(5)*, p. 495-500 : Evolution des couches à usage unique et amélioration de l'état cutané du siège enfants . Paris : édition Masson ; Elsevier Masson SAS 2007.

10. L FERTITTA. Erupção das fraldas. **réalités** Pédiatriques. Octobre 2019 ; n°234 : p.27-34 : Service de Dermatologie, Hôpital Necker-Enfants malades, PARIS.

11. Associação Francesa dos Estudantes de Parasitologia e Micologia. As Candidoses [Curso]. UMVF - Universidade Médica Virtuosa Francófona: (ANOFEL) 2014.

12. Manuel ANSEL e Cécile GAUTHIER. *Anais de Parasitologia Humana e Comparada.* [ème]XXIX edição (1-2), p. 148-162. Paris: edição Masson; 1954.

13. Dominique Tennstedt, Valérie Dekeuleneer. Dermatite de contacto das nádegas em bebés e crianças pequenas: existe apenas irritação. *Louvain médicale 137,*

2018; Departamento de Dermatologia, Cliniques Universitaires Saint-Luc, Bruxelas-Bélgica.

14. Janis Crawford, Seydou Kane, Isabelle Lagarde, Patricia Raynault-Desgagné. Etude d'une solution alternative à l'utilisation de couches jetables en garderie [Diploma de pós-graduação em gestão ambiental]. Longueuil, Quebeque, Canadá: Université de Sherbrooke; 22 de abril de 2006.

15. MALGRAIN Sandra. Dermatologia de rotina dos bebés e das crianças pequenas [Tese]. ANGERS : Universidade de Angers ; 28 de outubro de 2014.

16. Béatrice GUERRIER. Les pathologies courantes chez les 0-2 ans: conseils à l'officine [tese]. NANTES : Universidade de Nantes ; 2015.

17. Frédérique Henry, Laurence Thirion, Claudine Franchimont, Caroline Letawe, Gérald Pierard. *Revue Médicale de Liège 61 (4), 212-6, 2006*

APÊNDICE

FICHA DE FACTOS

Nome: KONATE

Nome Próprio: Cheickna

Tel: + (223) 63 24 90 89 / 70 38 61 96 Email: cheicknako90@outlook.fr

Título da dissertação: Candidíase associada a fraldas em bebés

Nacionalidade: Maliano

Ano académico: 2019-2020

Cidade de tese: Bamako/Mali

Local de depósito :

Áreas de interesse: Saúde pública, Doenças infecciosas, Epidemiologia, Micologia.

RESUMO

A candidíase é uma doença cosmopolita causada por leveduras ubíquas do género *Candida*.

A dermatite irritante ou dermatite convexa é uma dermatite eritematosa que se inicia nas zonas de fricção das fraldas, atingindo as nádegas, os órgãos genitais externos e as coxas, formando uma forma de W e respeitando as pregas. As leveduras presentes nas fezes podem provocar uma superinfeção. Nos bebés, as assaduras podem desenvolver-se muito rapidamente, sobretudo em caso de diarreia.

O nosso estudo foi realizado no Hospital Mali. Foi um estudo descritivo prospetivo de 10 meses, de julho de 2020 a abril de 2021. Todos os bebés com dermatite das fraldas foram incluídos no nosso estudo. Os testes de identificação de espécies do género *Candida* *foram* realizados utilizando a galeria AUXACOLOR™2, cujo princípio se baseia na assimilação de açúcares.

Realizámos um estudo com 161 bebés com dermatite das fraldas. Estes pacientes provinham exclusivamente do serviço de pediatria do Hospital do Mali. Os testes de identificação do género *Candida* foram efectuados no local, no laboratório. Foram colhidas e testadas 24,85% das amostras. 55,28% tinham uma idade inferior ou igual a 6 meses (≤ 6 meses), seguindo-se o grupo etário dos 6-12 meses com 31,05%. Um rácio de sexo de 1,09

As fraldas em segunda mão a granel, 74,52%, foram de longe as mais utilizadas.

Das amostras testadas, 47,5% foram identificadas como *Candida albicans,* 10% como *Candida dubliniensis* e *Candida zeylanoides e* 5% como *Candida parapsilosis* e *Candida tropicalis.*

Das *Candida albicans isoladas,* 65% eram de bebés que usavam fraldas de pano a granel; 100% das *Candida lipolytica isoladas* eram de bebés que usavam fraldas de pano a granel; Das *Candida dubliniensis* isoladas, 75% eram de bebés que usavam fraldas de pano a granel; 100% das *Candida zeylanoides* isoladas eram de bebés que usavam fraldas de pano a granel.

A proporção de candidíase em bebés por utilização de fraldas foi mais elevada quando os bebés utilizaram fraldas largas.

<u>FICHA DE FACTOS</u>

ESTUDOS SOBRE A CANDIDÍASE EM BEBÉS QUE UTILIZAM FRALDAS

Hospital do Mali / Departamento de Pediatria, Bamako 2020

Nome:...

Nomes próprios:...

Idade :...Tel :...

Sexo: F /_____/ ; M /_____/

Local de residência :

Comuna I/_____/ ; Comuna II/_____/ ; Comuna III /_____/ ; Comuna IV /_____/

Comuna V/_____/ ; Comuna VI/_____/ ; Outros a especificar /_____/ ....

Profissão da mãe

Lojista /_____/ ; Aluno /_____/ ; Estudante /_____/ ; Empregada doméstica/_____/

Agregado familiar /_____/ ; Outros a especificar /_____/ ....

Nível de instrução da mãe ;

Primário /_____/ ; Secundário /_____/ ; Ensino superior /_____/ ; Outros a especificar/_____/.................

Estado civil da mãe

èreèmeèmeème1 Esposa /_____/ ; 2 Esposa /_____/ ; 3 Esposa /_____/ ; 4 Esposa /_____/

Sinais clínicos

Erupção das fraldas/_____/ ; Outros a especificar/_____/..

Cogumelos isolados

Candida. albicans /_____/ ; Outros a especificar /_____/..

Marcação de fraldas em bebés

Fripe en Vrac /_____/; Sweet baby® /_____/; Sewa /_____/; mamia® /_____/; HiPP® /_____/; Proprete® MINI /_____/; Premaman MINI /_____/; Libero *PEAUDOUCE* /_____/; Baby dream® /_____/; Lupilu®soft dry /_____/; Hubbaby® /_____/; Bien-Bien®/_____/; LaLa bébé® /_____/; CoCo bear®/_____/; Panpanle®/_____/; Baby Bliss®/_____/; Happiesbaby®/_____/; Outros a especificar /_____/...

FICHA DE IDENTIFICAÇÃO

Último nome: KONATE

Nome próprio: Cheickna

Tel: + (223) 63 24 90 89 / 70 38 61 96 Email: cheicknako90@outlook.fr

Título da tese: Candidíase em bebés pelo uso de fraldas

Nacionalidade: Maliano

Ano académico: 2019-2020

Cidade de defesa da tese: Bamako / Mali

Local de depósito:

Área de concentração: Saúde pública, Doenças infecciosas, Epidemiologia, Micologia.

RESUMO

As candidíases ou monilíases são doenças cosmopolitas devidas a leveduras do género Candida ubíquas.

A dermatite irritativa ou das convexidades é uma dermatite eritematosa que começa nas zonas de fricção da camada, atingindo as nádegas, os órgãos genitais externos, as coxas, desenhando um W e respeitando as pregas. As leveduras nas fezes podem provocar uma superinfeção. Nos bebés, a erupção das fraldas pode desenvolver-se muito rapidamente, sobretudo em caso de diarreia.

O nosso estudo foi realizado no Hospital Mali. Trata-se de um estudo prospetivo descritivo de 10 meses, de julho de 2020 a abril de 2021. Qualquer bebé com brealymatite por uso de fraldas foi incluído no nosso estudo. Os testes de identificação das espécies do género Candida foram realizados pela galeria AUXACOLOR™2 cujo princípio se baseia na assimilação de açúcares.

Realizámos um estudo com 161 bebés com dermatite das fraldas. Estes pacientes provinham exclusivamente do serviço de pediatria do Hospital do Mali. Os testes de identificação do género Candida foram efectuados no local, no serviço de laboratório.

Foram recolhidas e testadas 24,85% das amostras.

55, 28% tinham menos ou igual a 6 meses de idade (≤ 6 meses), seguindo-se o grupo etário dos 6-12 meses com 31,05%. Um rácio de sexo de 1,09

As fraldas de supermercado, 74,52%, foram de longe as mais utilizadas.

Das amostras testadas, 47,5% foram identificadas como *Candida albicans*.

10% foram identificados como *Candida dubliniensis* e *Candida zeylanoides*, respetivamente.

5% foram identificados como *Candida parapsilosis* e *Candida tropicalis*, respetivamente.

Das *Candida albicans* isoladas, 65% eram de bebés que usavam fraldas de pano soltas.

100% das *Candida lipolytica* isoladas eram de bebés que usavam fraldas de pano a granel.

Das *Candida dubliniensis* isoladas, 75% eram de bebés que usavam fraldas de pano soltas.

100% das *Candida zeylanoides* isoladas eram de bebés que usavam fraldas de pano a granel.

A proporção de candidíase em bebés por utilização de fraldas foi mais elevada quando os bebés utilizaram fraldas de pano soltas.

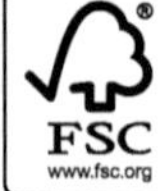